大众健康素养图解

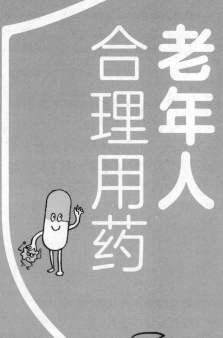

老年人合理用药

中国保健协会科普教育分会　组织编写

中国健康传媒集团
中国医药科技出版社

U0297330

内容提要

健康，是人类永恒的追求。伴随着经济、科技和文化的发展，身心健康已成为人们生活中所关注的头等大事。本书针对老年人的身体状况和健康需求，从用药常识、服药方法、合理用药等方面，将最实用的老年人用药安全健康素养知识带给读者，纠正老年人错误的健康观点和保健行为，以安全、营养、健康的生活方式守护身体健康。本书适合老年读者及其亲属阅读。

图书在版编目（CIP）数据

老年人合理用药 / 中国保健协会科普教育分会组织编写. —北京：中国医药科技出版社，2021.9

（公众健康素养图解）

ISBN 978–7–5214–1566–7

Ⅰ. ①老… Ⅱ. ①中… Ⅲ. ①老年人 – 用药法 – 图解 Ⅳ. ① R452–64

中国版本图书馆 CIP 数据核字（2020）第 024264 号

美术编辑　陈君杞
版式设计　锋尚设计

出版　**中国健康传媒集团**｜**中国医药科技出版社**
地址　北京市海淀区文慧园北路甲 22 号
邮编　100082
电话　发行：010–62227427　邮购：010–62236938
网址　www.cmstp.com
规格　880×1230mm　¹/₃₂
印张　4
字数　94 千字
版次　2021 年 9 月第 1 版
印次　2021 年 9 月第 1 次印刷
印刷　三河市万龙印装有限公司
经销　全国各地新华书店
书号　ISBN 978–7–5214–1566–7
定价　35.00 元

获取新书信息、投稿、为图书纠错，请扫码联系我们。

序

　　健康是我们每一个人的愿望和追求，健康不仅惠及个人，还关系国家和民族的长远发展。2016年，党中央、国务院公布了《"健康中国2030"规划纲要》，健康中国建设上升为国家战略，其中健康素养促进是健康中国战略的重要内容。要增进全民健康，首要的是提高健康素养，让健康知识、行为和技能成为全民普遍具备的素质和能力。

　　"健康素养水平"已经成为《"健康中国2030"规划纲要》和《健康中国行动（2019—2030年）》的重要指标。监测结果显示，2018年我国居民健康素养水平为17.06%，而根据《国务院关于实施健康中国行动的意见》目标规定，到2022年和2030年，全国居民健康素养水平分别不低于22%和30%。要实现这一目标，每个人应是自己健康的第一责任人，真正做好自己的"健康守门人"。提升健康素养，需要学习健康知识，并将知识内化于行，能做出有利于提高和维护自身健康的决策。

　　为助力健康中国建设，助推国民健康素养水平提升，中国保健协会科普教育分会组织健康领域专家编写了本套《公众健康素养图解》。本套丛书以简练易懂的语言和图示化解读的方式，全面介绍了膳食营养、饮食安全、合理用药、预防保健、紧急救援、运动保护、心理健康等维护健康的知识与技能，并且根据不同人群特点有针对性地提出了健康促进指导。

　　一个人的健康素养不是与生俱来的，希望本套丛书能帮助读者获取有效实用的健康知识和信息，形成健康的生活方式，实现健康素养人人有，健康生活人人享。

张凤楼

2021年5月

前言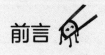

　　随着社会的发展和人们生活水平的提升，如何使老年人安全、有效、合理地用药已成为社会关注的热点。特别是老年人由于其特殊的生理特点，如果用药不当极易发生不良反应，甚至危及生命。

　　药品是一把双刃剑，药物用得合理，可以防治疾病；反之，不但不能治病，还会影响身体健康。轻则可能增加患者痛苦、提高医疗费用，重则可能使患者致残甚至死亡。而老年人的生理功能随年龄的增加逐渐减退，自身调节能力也在不断下降，是药物不良反应的高危人群。因此，对于老年人来说，了解一些用药的基本常识，增强合理用药的意识，形成良好的用药习惯，提升用药安全健康素养是非常必要的。

　　本书针对老年人的身体状况和健康需求，首先，从用药常识方面解答老年人常见的用药误区；其次，介绍服药方法指导老年人如何正确服用药物；最后，合理用药部分让读者了解如何合理用药、哪些药物不适合老年人服用等。希望通过本书的介绍，将最实用的老年人用药安全健康素养知识带给读者，帮助老年人纠正错误的健康观点和保健行为，以安全、营养、健康的生活方式守护身体健康。

编　者

2021年3月

目录

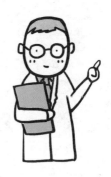

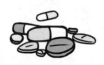

1 用药常识

1

2 服药方法

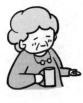
3

1

用药常识

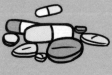

素养 1

药物叠加 ≠ 药效叠加

有些人误认为，多种药物一起服用会使药效加倍，但这种做法是错误的。事实上，将多种药物一起服用是非常危险的。

同时服用多种药物，如果没有明确各种药的药品成分，可能导致重复用药，引起药物中毒。

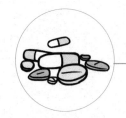

对乙酰氨基酚摄入过量 →

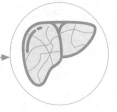

同时服用多种感冒药　　　　　　　　　导致严重的肝损伤

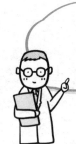

另外，同时服用多种药物还会造成药物相互作用的风险增加，不仅会影响药效，还可能给患者带来危害。

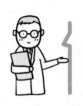

不可轻信偏方、秘方

　　人们常说的偏方、秘方，就是指民间流传、无医学典籍记载，也未普遍上市出售的土药方。这种药方广为流传，简便易行，对一些疾病能起到立竿见影的效果。然而，并非所有的偏方、秘方都是良方妙药，如果选择使用不当，也很可能造成得不偿失的严重后果。

偏方、秘方既可治病，又可致病

　　不可否认，现在广为流传的部分偏方、秘方是有效的，但必须谨慎使用。因为这些偏方、秘方大多是根据以往经验得出的，其疗效在很多情况下是因人而异的。例如，药酒中的一些药物由于经过酒精的长期浸泡，药性会发生变化，且成分之间也会相互产生反应，操作方法稍有不当，都可能会导致有毒成分的析出，从而使病情加重。

使用偏方应遵医嘱

　　现在，很多人都还抱着"大病进医院，小病靠偏方"的错误思想，但事实上，这样往往容易贻误治病的最佳时机。由于偏方、秘方没有经过相关试验研究，故在一定程度上缺乏科学依据。当然，对于一些普遍被证实有效的偏方、秘方，是可以使用的，但一定要注意明确其名称和成分，是否含有有毒成分。因此，偏方的使用一定要慎之又慎，最好在医生的指导下使用。

1 用药常识

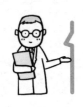

"新药"不一定比"老药"好

随着现代科技的发展和技术水平的提高，各种新品种、新制剂层出不穷，部分厂商为了追求利润，在"新药"的宣传上言过其实，夸大了药品的疗效而对其副作用却避而不谈，给人们造成一种"新药"比"老药"好的错觉。更有甚者将"老药""改头换面"，换个名称或者剂型就当作"新药"上市，这类"新药"其实与"老药"并无本质区别。应根据病情的需要选择合适的药物，不要一味追求"新药"。

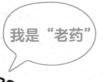

"老药"的使用时间长，其安全性和疗效已经经过了长期的市场检验，其中大部分因自身高效低毒、使用方便、用途广泛等特点而被广大患者所接受。

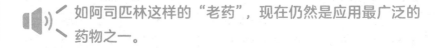

如阿司匹林这样的"老药"，现在仍然是应用最广泛的药物之一。

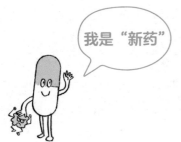

我是"新药"

"新药"的面市时间较短，临床使用的时间并不长，对于其毒副作用和治疗效果还需要更长时间的探索和检验。在新药的使用中频繁发生的药害事件也为患者敲响了警钟。

例如，20世纪中期发生的沙利度胺事件。原西德的一家药厂生产了一种名为沙利度胺的安眠药（也被译为"反应停"），对妊娠期的妇女有明显的止吐效果，被誉为"没有任何副作用的抗妊娠反应药物"，成为"孕妇的理想选择"。一时间在各国竞相上市，风靡世界。但是，1961年10月，在原西德妇科学术会议上，有3名医生分别报告发现很多婴儿有类似的畸形。这些畸形婴儿没有胳膊和腿，手和脚直接连在身体上，很像海豹的肢体，故称为"海豹肢畸形儿"及"海豹胎"。1956年至1962年间，全世界30多个国家和地区共报告海豹型畸胎1万余例，包括前西德至少6000多例、英国5500多例、日本1000多例，我国台湾地区也至少有69例。虽然此次事件发生后，药品安全性在新药的开发中得到了极大重视，但是仍然难以避免新药在安全性和疗效方面的某些缺陷。

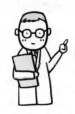

因此，"新药"不一定比"老药"好，应理性看待和选择药物。

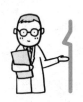

吃药选对不选贵

有人认为价格高的药品生产工艺新，疗效肯定好于价格便宜的药品，这种观念其实是错误的。

好药，应当指的是那些疗效显著，质量稳定，不良反应少，使用便捷，而且价格低廉的药物。

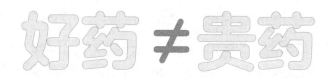

只要药品对治疗疾病安全有效且符合质量标准，这样的药品即使价格便宜同样是好药。

例如，硝酸甘油的成本不过每片几分钱，但却被认为是治疗冠状动脉粥样硬化性心脏病（冠心病）心绞痛的特效药物而被广泛使用。

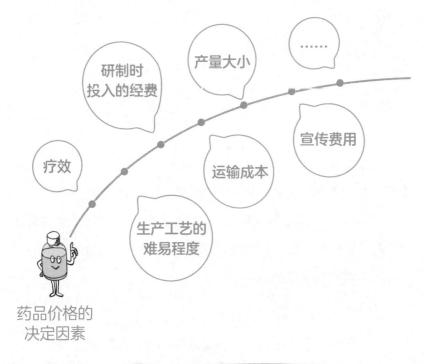

研制时
投入的经费

产量大小

......

宣传费用

疗效

运输成本

生产工艺的
难易程度

药品价格的
决定因素

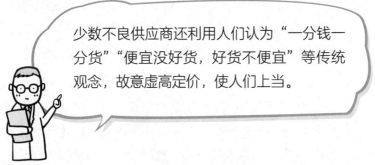

少数不良供应商还利用人们认为"一分钱一分货""便宜没好货，好货不便宜"等传统观念，故意虚高定价，使人们上当。

当然也不能说贵药就不可取，尤其是一些刚上市的国内外原研的新药，有其他药品无法达到的特殊疗效，或者更好的安全性等优势，但由于耗费了长达数十年的研发时间、高达数亿元的研发费用，所以药价也非常昂贵。是否适合服用贵药还需遵医嘱。

素养 5
说明书中不良反应少 ≠ 好药

　　有些患者在自行买药时，选择哪种牌子、哪个厂家的药会根据药品列出不良反应的多少和严重程度来判断哪个更安全。

　　其实，药品说明书上罗列的不良反应项目多，不一定说明这种药品不安全。反之，药品说明书上列举的不良反应越少，也不一定说明这种药品就越安全。

1　　目前国际上对药品说明书中不良反应部分的详细情况写到什么程度，还没有具体规定。有的药品说明书中对该药品可能引起的不良反应写得很少，或者注明"尚不明确"，但实际发生的不良反应不一定少。因此，服用药品时不能将所列不良反应的多少作为选药根据。

2　　医学界对药品不良反应的认识是长期的。有的药品临床试验做得比较充分，或者上市时间长，使用经验较多，对不良反应的认识较全面，其说明书上罗列的不良反应内容则较多；有些药在使用很多年后，根据大量的使用数据还会发现以前未发现的不良反应，这种情况下，厂家可能还会被要求修改说明书；有的药品临床试验不充分，上市时间很短，人们对其安全性的认识很有限，其说明书上可能没有很多内容可写，但并不说明其更安全。

3   药品说明书标注不良反应越完整越能反映其真实性。有的生产厂家能够详细地标注其生产药品可能发生的各种不良反应，包括发生率非常低的不良反应。由此体现的是对患者知情权的重视与尊重，是一种负责任的担当。

需要警惕的是，某些广告宣称某药品"无任何副作用"，这绝对是不可信的。因为无任何副作用的药物是不存在的。

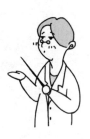

此外，值得注意的是，当药品说明书和医嘱不一致时，应以医生医嘱为准，因为医嘱的服药剂量和服用方法是医生根据患者的具体病情综合确定的。

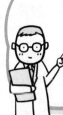

总之，我们应该正确科学地认识说明书中的不良反应。有些患者可能因为发现一个普通的感冒药或者抗生素都可能发生肝肾损伤或者血液系统疾病而觉得恐慌，不敢服用，其实一般常用药的一些不良反应发生率都非常低，甚至低至1‰或0.1‰。

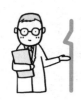

素养 6

中药并不是完全安全无副作用

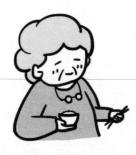

生活中常见的中药使用误区
主要有以下几个方面：

1 误认为中药可以长期使用

中医学认为，"中病即止"，若长期过量使用中药，会给身体带来不必要的伤害。例如，矿石类中药，久服容易产生蓄积中毒等不良反应；防风、白术这一类的中药，长期服用也会发生不良反应。因此，使用中药治疗时，病好了就应及时停药，切莫长期过量使用药物，以免损害身体健康。

2 误认为中药不会引起过敏反应

过敏反应属于身体的一种不正常的免疫反应，其实，中药也会导致过敏反应。例如，双黄连注射剂、鱼腥草注射剂、乌贼骨等，可能会导致过敏性休克。因此，使用这类中药时，若身体出现发热、红斑、瘙痒、胸闷、气喘、全身不适等异常表现时，应立即停药就医，避免病情加重。

众所周知，中草药一般都采自大自然，毒性较小，副作用往往容易被人们所忽视。但事实上，中药并不是完全安全、无副作用的。俗话说："是药三分毒。"不少人认为是"纯天然"且"无毒"的中药也不例外。导致中药发生不良反应的原因主要是有的患者滥用药物，或超剂量服用、随意延长用药时间，或者中西药随意搭配，配伍不当。

3 随意增加或减少剂量

药物的剂量是根据患者的年龄、体重、病情而定的，不能随便增减。随意增减药物剂量，会因剂量过大或不足而导致意外的伤害。例如，人参使用不当，会出现燥热、心律失常等症状；甘草性味平和，久服会引起水肿；柏子仁可养心安神，若使用不当会造成腹泻。

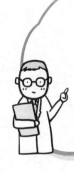

另外，不当服用某些中药，还会产生一定的毒性反应，甚至会危及人的生命。例如，服用大量川乌、草乌能使人抽搐惊厥；马钱子含有剧毒，大剂量服用会使人肌肉关节僵直；生附子、生半夏、巴豆等均含有剧毒，使用以上药物时一定要谨慎，根据医嘱服用。

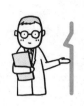

不能照搬别人的用药经验

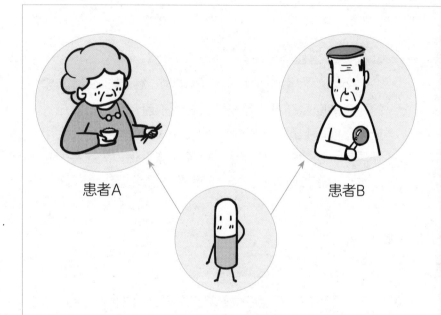

患者A   患者B

不同的人使用同一种药品的效果不一定完全相同，甚至有可能造成完全相反的效果，反而对人体造成伤害。即使是同一个人，在不同的身体环境下对药物的反应也可能不同。

有的患者发现跟自己患同一种病的人在使用某种药物效果很好时，便不咨询医生，自行购买服用。实际上这种方法是不可取的。

因为每个人的情况并不是完全相同，人与人之间是有个体差异的。

例1　糖尿病这类具有很强个体差异的疾病，不同人之间以及同一个人的不同病程阶段，病理机制与用药也会随病情的变化产生很大差别。

例2　同样是高血压患者，有支气管哮喘病史的高血压患者不能使用β受体阻断剂类降压药。而对于老年高血压患者，用药前首先应考虑安全性，其次才是药品的降压效果，避免使用美卡拉明、哌唑嗪等降压效果剧烈的降压药物。而以硝苯地平为代表的二氢吡啶类降压药，在使用时除了产生降压效果外还可能引起心率加快、心悸等副作用。但是如果患者在血压高的同时还有心动过缓等病症，则副作用也可转换成有利作用。

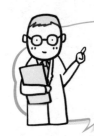

因此，应根据每个患者的具体情况，如疾病类型、体重、年龄、肝肾功能状况等，采用个体化用药。

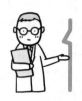

保健食品不能治病

保健食品可以调节、增加人体的某些功能，如高血压、高脂血症、糖尿病患者，可以在正常服用药物的前提下，选用一些保健食品辅助治疗。

但需要注意的是，选择保健食品一定要根据身体所需，并最好有医生的诊断建议。

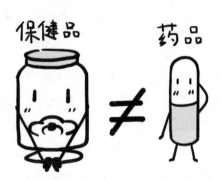

保健食品不是药品，其有些成分是药食同源的中草药，可能会具有一定的辅助治疗功效，但是当作药品来吃肯定是不行的。有些人把保健食品称之为"保健类药品"，这是不正确的。

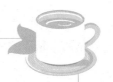

保健食品不能治疗疾病。如果因保健食品替代药品的治疗作用而影响治疗，轻则会使病情加重，重则可能危及生命。

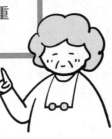

 值得注意的是，现在市面上有些无良商家喜欢鼓吹保健食品的功效，打出虚假的招牌来欺骗消费者，大家千万不能相信这些！这不仅仅会浪费大量金钱，更有可能耽误病情！

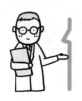

素养 9

老年人要随身备急救药

有老年人的家庭，最需要"备"的是急救药，并且老年人要随身携带这些急救药。

患有冠心病和心绞痛的老年人，应常备硝酸甘油、异山梨酯（消心痛）等急救药，并放在床头等伸手可得的地方。病情发作时，迅速取1片放在舌下含服。

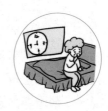

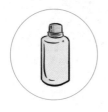

患有哮喘的老人，则应备好预防哮喘急性发作的气管扩张气雾剂。

容易过敏者可备抗过敏药物，如氯雷他定片等。

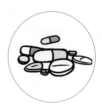

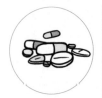 

癫痫患者随身带抗癫痫药。	糖尿病患者应带好糖果，以备低血糖时应急。	胃肠绞痛和肠痉挛患者可备解痉药复方颠茄片。	容易便秘的老人必要时可备开塞露、甘油栓等，以备不时之需。

此外，急救用药应定期检查，过期的要及时处理并更新，并且还应检查药物的性状有没有发生变化。例如，硝酸甘油挥发性强，若放在过热、见光的地方，会使其分解失效，故应放在有色的玻璃瓶内，拧紧瓶盖，密闭保存。一般来说，硝酸甘油的有效期为1年，但若患者反复开盖取药，则其容易受温度、湿度和光线的影响，导致有效期会缩短至3~6个月。因此，使用硝酸甘油时要注意其失效期，一定要及时更换，以免耽误病情。

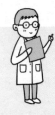 生 活 小 贴 士

老年人外出时最好随身携带一张"急救卡"，注明姓名、住址、亲属电话、所患疾病、急救药存放位置、使用说明等。万一突发疾病，路人可以根据急救卡上的信息，实施紧急救助。

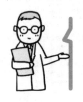

气温和季节对服用降压药有影响

随着气温和季节的变化，血压也会呈现一定波动，这种波动在高血压患者身上更加明显。

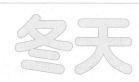

有些轻度高血压患者，血压水平只是轻度升高。冬天天气寒冷时，需要吃药才能使血压降至正常水平。

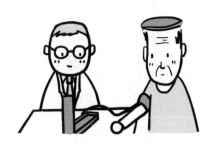

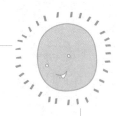

夏天

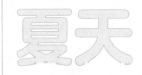

气温较高的夏天，有些轻度高血压患者不吃药血压就能维持正常。有些血压明显增高的患者，夏天的服药量明显少于冬天，血压也能得到较好控制。

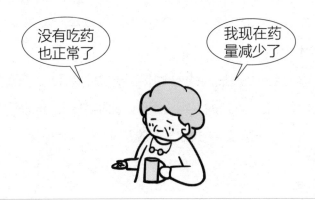

没有吃药也正常了

我现在药量减少了

究其原因，是气温对心脏和血管的作用所致。如果觉得气温和季节的变化与自己的血压升降联系紧密，在换季时可主动就医，在医生指导下调整治疗方案。例如，天热时，适当减小服药剂量或减药；天冷时，根据情况适当增加服药剂量或加药。

需要注意的是，由于我国各地气候变化不同，患者个体情况差异较大，因此，是否需要调整用药不能一概而论，应在医生指导下根据具体情况而定。

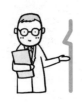

素养 11

药盒和药品说明书不能丢

有的人觉得药盒很占地方，不便于携带，因此往往会在买药后将药盒丢掉。殊不知，药盒虽小，却包含着药物的重要信息。如果将其忽视，甚至随手丢弃的话，不仅会给服药带来诸多不便，还会给用药安全带来隐患。

通常，药盒上及其内的说明书主要包含以下10个信息：药品名称、适应证、有效期、用法用量、批准文号、某些药物的专用标志、生产厂家、药物成分、存放方法和不良反应。

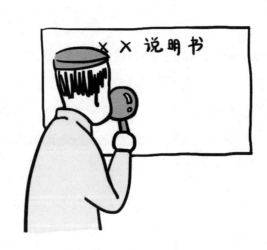

另外，有些人服药前没有看药品说明书的习惯，觉得只要对症就行，但这种做法是不正确的。

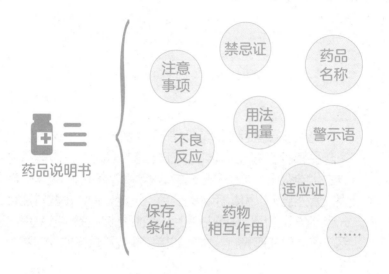

以上这些与患者用药有关的内容，在用药前都应该认真阅读。否则，就会给安全用药带来隐患。如果对其中的内容有不明白之处，应该及时咨询药师或医师。

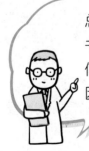

总之，从某种意义上说，药盒和药品说明书可以帮助我们了解一些关于药品的重要信息，并且有助于分门别类地储存药品。因此，药盒和药品说明书可不要随意丢弃。

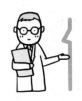

药品储存有条件

1 避光存放

绝大多数药品在储存时都要求避光保存，这是因为许多药品都存在着光化学性，在光线的照射下，这些药品会发生化学变化，尤其是阳光中的紫外线对药物的化学影响更大。紫外线可以引起药物的变色、沉淀，例如硝酸甘油片见光容易失效，所以硝酸甘油片的药瓶是棕色的。家庭里的药品应该盛放在遮光容器中，如棕色瓶或不透光的密封瓶中。

2 按药品说明书上的储存条件放置

温度对药品影响较大，温度升高可加快药品有效成分的降解甚至分解产生有毒物质，尤其是一些不稳定的药品或生物制品，对温度的要求更加严格。但是保存温度也不是越低越好，如胰岛素需要冷藏储存，但不能冷冻，否则会失效；止咳糖浆在过低的温度下保存，可能会降低药物的溶解度，使有效成分析出而导致药效降低；玻璃瓶装的药品不能放置在冰箱冷冻层内保存,因为很可能在保存期内出现玻璃破碎。

3 密封存放

对于一些易风化、吸湿及易挥发的药品，则需要密封，以防止变质失效。

很多人觉得药品都有外包装，对存放没有什么要求。但事实上，药品在存放过程中，日光照射、温度、湿度以及空气中氧的作用均会对药品质量造成影响。因此，科学合理地储存药品很重要。

4　干燥通风处存放

　　湿度对药品的影响也是不容忽视的。若湿度过高，会使药品吸收空气中的水分而出现潮解、溶化、变性、结块、标签脱落等现象，进而就不能再使用了，所以药品不要储存在浴室或者厨房。对容易吸潮的药品，存放过程中不要把干燥剂扔弃并建议定期更换干燥剂。若湿度过低，胶囊剂会风化变脆。

5　存放位置要适宜

　　通常，药品应放在儿童、精神异常者及宠物接触不到的地方，以免偷服、误服发生中毒事件。另外，灭蚁、灭蟑、灭鼠这一类的药绝不能同家庭储备药品混放，各种农药也要严加保管以免误服中毒。

6　个别药品存放有特殊要求

　　例如，硝酸甘油属于爆炸品，易燃，应远离火种、热源，禁止震动、撞击和摩擦。

　　总之，药品储存十分重要，储存前一定要详细阅读药品说明书，尤其是其储藏要求，以免药品失效。

素养 13

开封后药品有效期有变化

每种药品都有各自的有效期。有效期表示方法通常有两种：

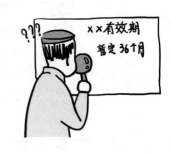

1 有效期至某年某月：如有效期至2021年1月，即到2021年1月31日前可视为有效期。

2 以时间长短表示：如有效期24个月，生产批号为2019年5月20日，则其有效期至2021年5月19日。

药品的失效期是指药品到了某一期限即失效，可以使用到所标示月份前一个月的最后一天为止。如标为"失效期为2021年9月"系指该药品应在2021年8月31日前使用，从2021年9月1日起为过期药品。即使是进口药物也必须按照这种表示方法用中文写明。

  值得注意的是，药品开封后，有效期会发生变化。

不同包装、剂型、种类的药品，在开封后的有效期是不同的。例如，糖浆剂由于含有糖分，容易滋生细菌而变质，故开封后一般不宜久放，通常在未受污染的情况下，室温可以保存1～3个月，冬天不超过3个月，夏天不超过1个月；软膏剂室温最多保存2个月，若药品一旦出现外观、颜色、气味、形状等改变，就不能再服用了。

常见剂型	开封后有效期
口服固体制剂	原包装保存3个月，纸袋分装保存1个月
口服液体制剂	冰箱冷藏保存1个月，常温保存2周
胰岛素制剂	普通胰岛素常温保存1周，胰岛素笔常温保存28天
眼、鼻用制剂涂剂等外用制剂	不超过4周
中药汤剂	冰箱冷藏保存2周，常温保存1周

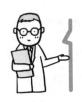

素养 14
定期整理药箱

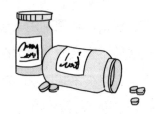

家庭备药注意事项

1 易分解变质的药物不宜长期存放，如阿司匹林（久存后会分解出对胃有刺激的物质——水杨酸）、维生素C片剂（久置后会分解而失去药效）等。

2 有效期短的药物不宜长期存放，如乳酶生、胃蛋白酶合剂等，放置时间稍长，就会降低药效或失效。

3 无良好包装的药物不留，如包装不严密的中成药，冲剂、散剂、片剂等均易吸潮后变质发霉。

4 未标明有效期、忘记购买日期及使用日期的药物不留，因为这些药无法掌握是否失效和存放时间。

很多家庭常常会忽略家中"小药箱"的存放时间问题，使一些变质或过期的药物不能得到及时的处理。因此，家庭备药应定期分类、检查、整理，以防一些药品变质、过期，进而避免伤害身体，发挥药品防病治病的作用。

5 不常用的药物不留，此类药物若存放多了不便管理，而且易造成药品的混淆。

6 抗生素类针剂不宜贮备，滴眼液不宜久存，如青霉素（需在医护人员指导下使用）抗生素类滴眼液（妥布霉素、左氧氟沙星等）贮存条件较高，有效期较短，久存后会失效。

7 超过有效期的药品，无论外观有无变化，只要过了有效期就不保留。

8 不掌握适应证和用法的药物不留。

9 消毒、灭蚊蝇、灭蟑螂、杀鼠药决不可放在小药箱内，以免误服而铸成大错。

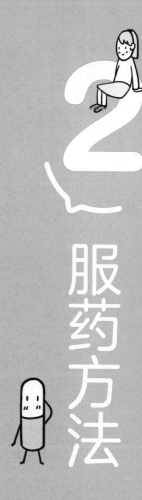

2 服药方法

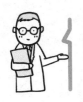

素养 15

定期随诊复查，遵医嘱服药

由于市面上各种药物的宣传广告形式多样，很多老年人很难分辨真伪。

因此，建议老年人最好在正规医疗机构的医生和药师的指导下选择药品，不要相信广告中所谓的"家传秘方、高科技、权威专家认证、安全无毒副作用、纯天然、无效退款"等蛊惑性宣传。

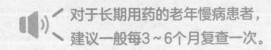

对于长期用药的老年慢病患者，建议一般每3～6个月复查一次。

随着老年人的生理功能逐渐减退，药物在机体的吸收、分布、代谢和排泄与年轻时不同，且老年人用药品种多，时间长，更容易发生药物不良反应。因此，建议老年人要定期到医院随诊复查，及时发现问题，进行用药调整。这样既可保证药物治疗的效果，又可防止严重不良反应的发生。

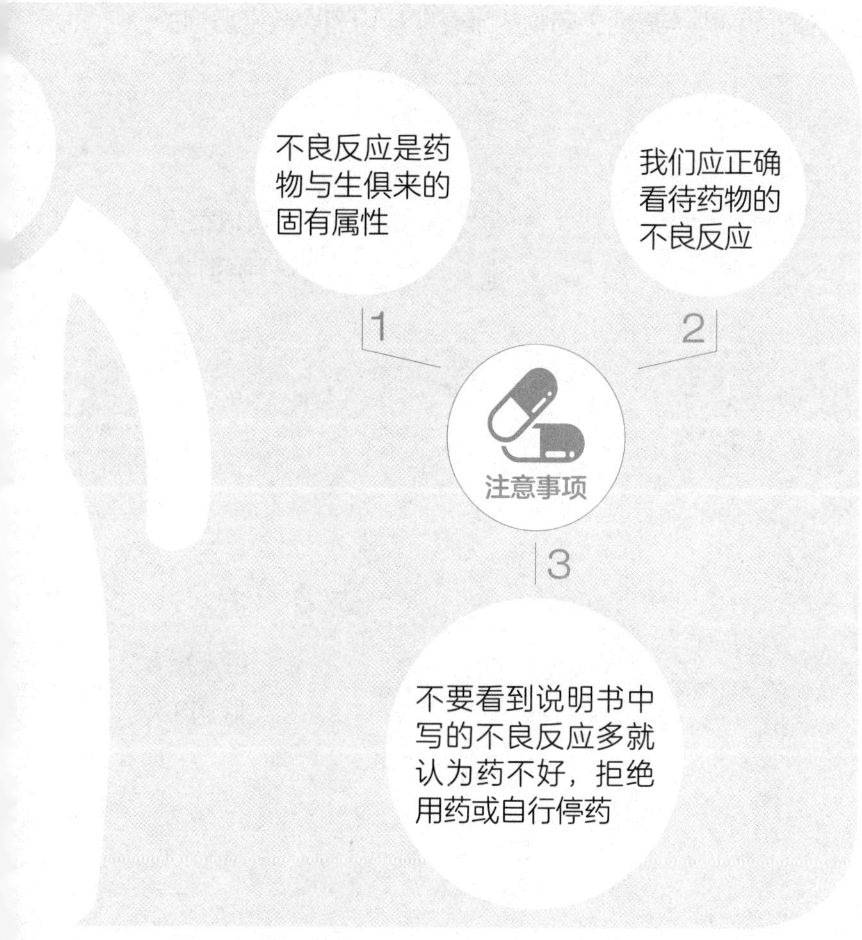

不良反应是药物与生俱来的固有属性

我们应正确看待药物的不良反应

1

2

注意事项

3

不要看到说明书中写的不良反应多就认为药不好，拒绝用药或自行停药

2 服药方法

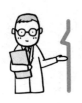

素养 16

要按时按量用药

老年人用药应按时、按量服用。体内药物浓度下降一半所需要的时间称为半衰期，药物的半衰期与用药次数密切相关。

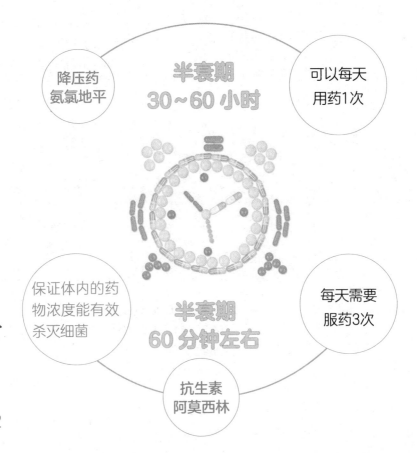

降压药
氨氯地平

半衰期
30~60 小时

可以每天
用药1次

保证体内的药
物浓度能有效
杀灭细菌

半衰期
60 分钟左右

每天需要
服药3次

抗生素
阿莫西林

2
**不必
补服**

如果服药时间已经接近
下一次服药时间，则不
必补服，在下一次服药
时按正常剂量用药即可。

1
**尽快
补服**

如果漏服的时间
是在两次服药间
隔的 1/2 以内，
应该尽快补服。

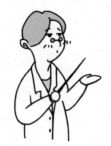

3
**切忌
加倍**

切不可在下次
服药时加倍药
量，以免造成严
重的不良反应。

针对每种药物或同一药物不同剂型的特点，"按时"和
"按量"服用才能真正发挥药物的治疗作用。

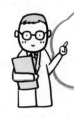

降糖药加倍服用可引起低血糖，降压药加倍服
用会导致低血压，都是有一定危险的。

2
服药方法

有很多老年人误认为，"多吃几种药，病就好得快"，但事实并非如此。

1 将多种药物一起吃是非常危险的。

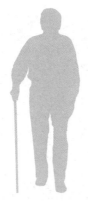

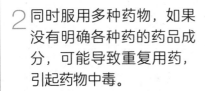

2 同时服用多种药物，如果没有明确各种药的药品成分，可能导致重复用药，引起药物中毒。

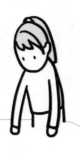

3　同时服用多种感冒药造成对乙酰氨基酚过量，会导致严重的肝损伤。

4　同时服用多种药物还会造成药物相互作用的风险增加，不仅会影响药效，还可能给患者带来危害。

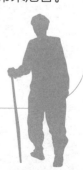

2 服药方法

变质过期药品不能吃

1 口服片剂、胶囊、颗粒剂、滴丸剂等过期药，不要整瓶或整盒扔掉，应将药丸从包装中取出，全部药丸集中在密封袋里捣碎，然后混着生活垃圾一起扔掉。

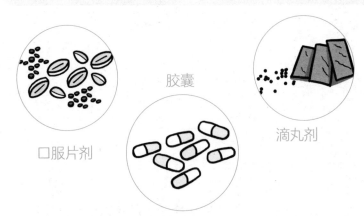

口服片剂

胶囊

滴丸剂

3 眼药水、口服液等过期液体药物，把液体分别混入泥土后与生活垃圾一起处理。

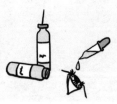

药品存放时间过长，或存放条件不符合要求，会使药品的化学成分改变，甚至变质分解成一些有害物质。过期药品的药效会降低或丧失，吃下去之后发挥不了疗效，往往耽误疾病的治疗。因此，过期的药品千万不能吃。

　　那么，过期的药品应怎样处理呢？

2

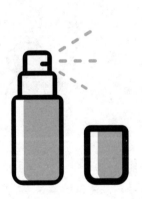

过期的喷雾剂药品，在户外空气流通较好的地方处理，避免接触明火，彻底排空后再丢掉。

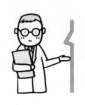

素养 18

服药时间有讲究，错服漏服疗效差

血压在上午6～10点最高，下午还会出现一次血压高峰，夜间血压最低。降压药需要在早晨服用，控制血压高峰。

降压药

宜在早晨
服用的药

人体内激素的分泌高峰出现在早晨7～8点，此时服用此类药物可避免药物对激素分泌的反射性抑制作用，减少不良反应。

肾上腺
皮质激素

另外，抗抑郁药、利尿剂等通常在早晨服用，可避免夜间多次起夜，影响睡眠和休息。

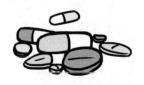

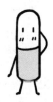

催眠药

此类药的起效时间有快有慢，但一般都在睡前服用。

宜在睡前
服用的药

服用此类药后易出现嗜睡、困乏和注意力不集中等表现，睡前服药安全且有助睡眠。

抗过敏药

另外，调脂药、平喘药等也通常在睡前服用。

胃黏膜保护剂

此类药物在餐前服用后，可使药物充分附着在胃壁上，形成一层保护膜，有效发挥药物的作用。

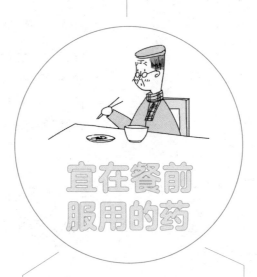

宜在餐前
服用的药

抗菌药物

此类药物如果与食物同时服用会影响药效。头孢克洛与食物同时服用所达到的血浆峰值浓度仅为饭前空腹服用时的50%~70%。

抗骨质疏松药

此类药物应饭前服用，可避免药物对食管和胃的刺激，利于药物吸收。

另外，助消化药、促胃肠动力药等也宜餐前服用，帮助消化。

非甾体类抗炎药

阿司匹林、布洛芬等非甾体类抗炎药对胃有刺激性，应在餐后服用。

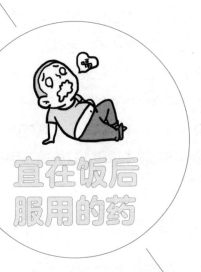

治疗消化道溃疡药

此类药在餐后服用比餐前服用效果更佳，因餐后胃排空延迟，有更长的抗酸和缓冲作用时间。

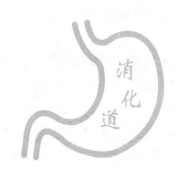

消化道

2 服药方法

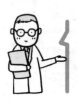

用药骤停危害大

合理停药也是合理用药的重要组成部分。有些患者认为症状好转，就随意停药，而不是按照医生制定的疗程停药，就可能造成疾病的复发或者更严重的不良后果。

在一些情况下，当药物已经达到预期的治疗目标时，就可以及时停药了，例如消除感冒症状的感冒药，只能消除咳嗽、发热、流涕等表面症状，不能治本；止痛药可以消除疼痛症状，并不能治疗引起疼痛的根本原因，这样的药品在症状消除后，就可以停止服用了。

1 抗生素

有些患者不按医嘱按时按量服药，或者怕抗生素久用使细菌产生耐药性，在症状基本消除后就停用抗生素，过几天复发了又重新使用抗生素，其实这样反而更容易造成耐药菌产生，最后导致无抗生素可用。

抗生素的使用有自己的规律，一般都需要使用3～5天。前两天抗生素的使用刚刚把细菌的活力消耗了很多，本来再过两三天就能把它们彻底消灭，可偏偏这时候停药了，几天以后，这些致病细菌又活了过来，往往引起病情反复。更可怕的是，这些活过来的致病细菌经过了前几天抗生素的"追杀"，比以前更强大了，很可能产生耐药性。

2 降压药

在较长时间服用降压药后如果突然停药，会出现血压升高、心律失常、心动过速、震颤等症状。因此，如要停药，应从之前7~10天开始逐渐减量。

3 降糖药

糖尿病患者在使用胰岛素或口服降糖药治疗见效后，如果突然中断用药，可使血糖骤然上升，甚至出现酮症酸中毒而昏迷。

4 抗心绞痛药

例如使用硝酸甘油每次20毫克，每日3次，连服2~3周后骤然停药，可引起血压升高、心动过速，并可诱发心肌缺血而导致心绞痛急性发作、心肌梗死或猝死。长期服用硝苯地平（心痛定）后突然停药，患者可出现呼吸困难、血压升高、心率加快、肺水肿等高血压危象症状。

5 其他

如抗心律失常药、皮质激素类药物、雌激素、抗癫痫药等，突然停药都可能出现症状反复或加重的不良后果。

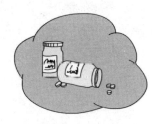

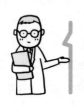

老年人用药一般从小剂量开始

1 有的老年人按常规治疗剂量初始服用二甲双胍，容易出现腹泻的症状，若给予半量，腹泻发生率就会降低。

2 老年人在初次使用胰岛素时一定要从小剂量开始，以减少低血糖的发生率。

3 老年人若凭自我感觉盲目加大药量，不仅不能治愈疾病，还可能延误正常的治疗，使原有疾病加重。

老年人的肝肾功能减退，自身调节能力下降，是药物不良反应的高危人群。老年人用药应从小剂量开始，根据治疗效果和耐受情况，逐渐加量至最小有效剂量。

4　药物起效的时间长短不同，有些药物需要一个较长的过程才能发挥药效，若在药物还没起效前患者擅自加大药物剂量，很可能导致不良反应发生。

5　抗抑郁药需要2周左右起效，治疗前列腺增生的非那雄胺则需要3～6个月才能起效。

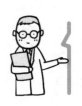

素养 21

老年人吃药不宜"一把吞"

有的老年人怕忘记服药，所以"图方便"想把一天需要服用的所有药物"一把吞"，这样做是很危险的。为了达到最佳药效、避免食物对药物吸收产生影响，或减小药物对胃肠的刺激性，不同药物的最佳服药时间有所不同。

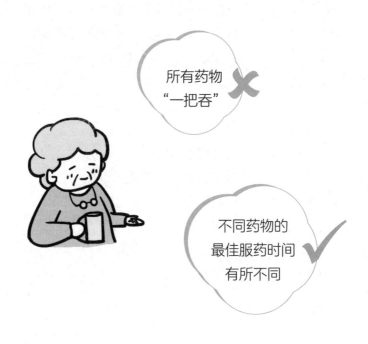

所有药物
"一把吞"

不同药物的
最佳服药时间
有所不同

1 降压药需要在早晨服用，控制血压高峰。

2 催眠药、抗过敏药、平喘药、调脂药通常在睡前服用。

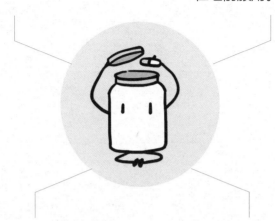

3 餐前服用胃黏膜保护剂、助消化药、促胃肠动力药，帮助消化。

4 餐后服用治疗消化道溃疡药物效果更佳，餐后胃排空延迟，有更长的抗酸和缓冲作用时间。

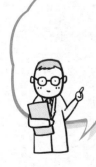

多种药物一起服用易导致药物之间产生相互作用，不仅影响药效，还可能损伤机体。例如，酸性药物和碱性药物一起服用，会产生中和作用，导致两药的药效都降低。

2 服药方法

047

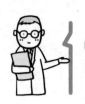

素养 22

中药与西药需间隔服用

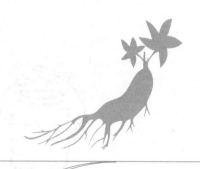

中药

如牛黄解毒片等，不宜与四环素等西药同用，否则会形成一种既难溶解又难吸收的化合物，降低药效。

西药

正确的中西药结合能起到事半功倍的作用，如果配伍不当，轻则降低疗效，重者出现不良反应或导致药源性疾病。例如，含有机酸的中药如果与碱性的复方氢氧化铝等西药合用，会发生酸碱中和，使两者均失去活性。

西药与中药需间隔1～2小时服用，尽量避免在药物吸收过程中两者发生相互作用。

复方川贝精片、枇杷膏等中药中含有麻黄碱成分，可提高心脏的收缩力，若与西药中的地高辛、洋地黄等同时服用，药效协同增强，可引发心律失常等不良反应。

禁

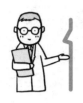

素养 23

药片、胶囊不可随意掰开服用

胶囊制剂的胶囊壳不仅可以掩盖药粉的不良嗅味，还可发挥肠溶的效果，保护药粉到肠内再发挥作用。如果没有胶囊壳的保护，药粉在胃的酸性环境下会失去活性，无法起到应该发挥的作用，而且还可能引发胃肠道的不良反应。因此，老年人在服用胶囊时应直接吞服。

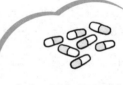

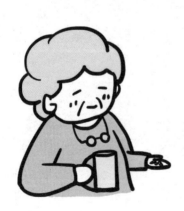

老年人在服用胶囊时
应直接吞服

肠溶片

1 双氯芬酸钠肠溶片、奥美拉唑镁肠溶片等是在肠道中才溶解的片剂。

2 之所以制成肠溶片，有的是为了减少药物对胃的刺激；有的是减少胃酸对药物的降解；有的是为了使药物在肠道局部形成高浓度发挥药效。

3 服用肠溶片时需仔细阅读说明书，不宜自己随便掰开服用，会影响药效或对胃肠道产生不良反应。

此外，与普通片剂相比，缓释片或控释片可以使药物在体内缓慢释放，使患者服药次数减少，不良反应发生率降低。有的缓、控释片掰开后服用会加快药物释放，引起不良反应的发生；有的缓、控释片可以参照说明，按照药片刻痕掰开服用。是否可掰开服用，可以咨询药师，不可自行掰开服用。

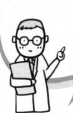

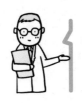

素养 24

不宜用茶水、奶类饮品等送服药

口服用药应该用白开水送服，而不适宜用茶水、牛奶、果汁、咖啡、豆浆等饮料。

茶水

茶水中含有咖啡因、茶碱、鞣酸等成分，鞣酸可以使一些含金属离子的药物（如铁剂、钙剂等）产生沉淀，不仅降低疗效，还会引起胃部不适；各种酶制剂如多酶片、胃蛋白酶等与茶叶中的鞣酸结合生成鞣酸蛋白而失去疗效。

茶碱为偏碱性物质，可使一些偏酸性的药物药效降低。

咖啡因具有兴奋中枢、强心和利尿作用，如果送服镇静、催眠和中枢抑制剂时，作用相抵消。

牛 奶

牛奶与药物同时服用，牛奶可以在药物和胃黏膜表面形成一层薄膜，影响药物的吸收。

牛奶还可与部分药物发生物理或化学反应，例如牛奶中的钙、磷等容易和中药中的有机物质发生化学反应，生成难溶性的化合物。

牛奶中的蛋白质可与葡萄糖酸钙等药物形成凝块，影响吸收并且加重胃肠道的负担。

牛奶与洋地黄、地高辛等强心剂同服时，牛奶中含有的钙能增强药物的毒性，使得药物蓄积中毒。

果 汁

果汁中的维生素C具有酸性和氧化还原作用，可使红霉素的作用明显降低，其他受到影响的药物包括庆大霉素、华法林、阿司匹林、氯丙嗪等。

有些果汁含有西柚汁成分，西柚汁可以抑制体内代谢酶的活性，增强环孢霉素、尼卡地平、咪达唑仑等药物的吸收，使得药物在血液中的浓度升高，副作用增强。

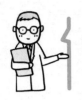

素养 25

服药时饮水量有讲究

建议老年人在服药时要多饮水，采取站立体位1~2分钟，切忌干吞药片，以免药物附于食管壁，造成对黏膜的损伤，甚至引起溃疡出血。

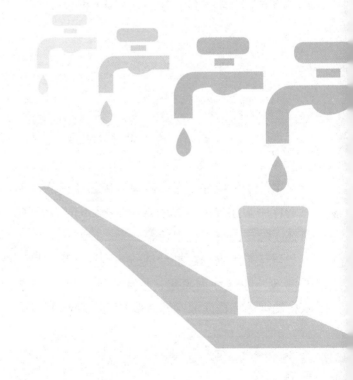

服药时增加饮水量，可加速药物通过咽部、食管后进入胃部，增加胃的排空，使药物更快到达小肠吸收，有利于提高药物的吸收速度。

另外，值得注意的是，有些药物遇到热水后会发生化学变化，故不可用热水送服。

止咳糖浆类药

若用热水送服会溶解部分药物，并使糖浆稀释，降低糖浆黏度，在咽部发炎处不能形成薄膜保护层，达不到止咳的效果。

水溶性制剂，性质不稳定，遇热后易失去药效，也不可用热水送服。

维生素 C

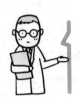

汤剂是中医在临床上应用最早、也是最广泛的一种中药剂型。它的优点是吸收快、起效迅速。汤剂长久以来备受医生和患者的喜爱。但要使药效达到最佳，还需要掌握正确的煎药方法。使用正确的方法煎煮药物，才能使煮出的药物最大限度地发挥作用。因此，我们在煎煮药物的时候要重视这些过程，切不可图省事而盲目地按自己的想法去做，以免造成不必要的浪费，甚至适得其反，把治疗疾病的药熬成了加重疾病的药。

1 煎药器具

煎煮中药最好选择瓦罐、砂锅类器具，因为瓦罐、砂锅这类器皿的材质稳定，导热均匀缓和，不易与药物发生化学反应，不会影响药物的合成与分解，故从古至今一直被沿用。另外，还可以选搪瓷、不锈钢、玻璃等材质的器皿。但是要禁用铁锅、铜锅和铝锅煎药，因为这些材质的化学性质不稳定，在煎煮药时能与中药所含的化学成分发生反应，从而改变药性，影响汤剂的质量，进而降低疗效。

2 煎药用水

煎药时的加水量很重要，加水量要严格把控。因为，水多了可能会影响药效，且服用困难；水少了，可能煎焦。所以要根据不同药材的具体情况适当地加水，否则会影响药剂的质量。一般第一次加水量控制在高出药面3厘米为宜，第二次控制在高出药渣表面2厘米左右。但应注意质地疏松、体积大、芳香易挥发类的药材，加水以覆没为度；质地坚实体积小、需要长时间熬制的，需多加水。

3 煎药时间

煎药时间要根据药物和疾病的具体性质来决定。以花、叶、茎等药材为主的中药可浸泡20～30分钟，以根、根茎种子、果实等为主的可浸泡1小时，浸泡时间不宜过长，以免引起药物酶解或腐败。煎煮时间，一般第一煎以药沸开始计算需要20～30分钟，第二煎30～40分钟。但解表类药第一煎10～15分钟，第二煎10～20分钟；滋补类药第一煎30～40分钟，第二煎40～50分钟。在次数上，多次煎煮比一次长时间煎煮的效果更佳。

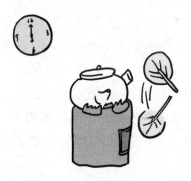

先煎

一般是一些矿物、贝壳、角甲类药物，因其质地坚硬，有效成分不易煎出，应打碎先煎20分钟左右，再投入其他药物共煎。常见的有生石膏、龟甲、鳖甲、生石决明、生牡蛎、生龙骨、生赭石、生磁石、珍珠母等。另有毒性药物应先煎，久煎可达到减毒或去毒的目的。如附子久煎不仅能降低毒性还能增加强心作用。

后下

一般是气味芳香、含易挥发成分，或有效成分受热时间稍长易分散破坏的药物，宜在其他药物煎出预期效果后，再放入共煎10~15分钟。常见的有钩藤、大黄、薄荷、藿香、木香、青蒿、紫苏叶、沉香、砂仁等。

包煎

一般是含黏性成分的药材，影响其他药材出汁，或带绒毛、芒刺及粉末状的药材，煎煮后患者难以服用，通常用纱布包好后，再与其他药材共煎。常见的有车前子、旋覆花、青黛、六一散、滑石粉、麦芽等。车前子易粘锅所以需包煎；旋覆花包煎可避免绒毛脱落混入汤液中刺激咽喉。

另煎

主要是对于一些贵重中药材如人参、金石斛等，为保证其有效成分的煎出，防止丢失，可以另煎。先单独煎煮半小时，滤出药汁，药渣再入药共煎。一些贵重药材要单独煎煮，再将药液兑入后一起服用。常见的有人参、西洋参、鹿茸等。

烊化

常见的如阿胶、鹿角胶等药材，需放入水中或已煎好的药液中溶化，再倒入已煎好的药液中和匀后服用。

冲服

主要是一些贵重且用量较小的药材，不易煎煮出汁，可研成粉随煎煮汤药冲服。常见的如珍珠、琥珀、牛黄等。

泡服

有些代茶饮的方剂，如番泻叶、金银花、麦冬、胖大海等，不用煎煮，用热水浸泡，即可服用。

掌握上面的制作方法，熬制汤药时就不会盲目了。

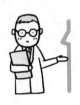

素养 27
中药正确服用才有效

1
时间

把握合理的用药时间

一般情况下，服药的时间要根据药物具体性质和病情来定。中医学认为，病在上焦的（心、肺部），欲使药力停留较久，宜饭后服；病在下焦的（膀胱、肠），欲使药力迅速下达，宜饭前服。

一些特殊的药物要特殊服用：

- 补益药，宜饭前空腹时服，可提高疗效。
- 开胃药，宜饭前服。
- 消食药，宜饭后服。
- 通便药，宜空腹或半空腹服。
- 安眠药，宜睡前1~2小时服。
- 清热解毒药、润肠泻下药、滋补药，宜空腹服（早饭前1小时或晚饭后1小时服药），此时胃中空虚容易吸收。
- 驱虫药，应在早晨空腹服，服药前喝点糖水，这样杀虫效果会更显著。

2 掌控好服药时的温度

通常汤剂在治疗一般疾病时，多采用温服，即在30℃～35℃时服用。但在实际的操作过程中，特殊的治疗需要特殊的服用方法。如热性病宜冷服，寒性病则宜热服，而不应冷服的汤剂在冷服后会引起胃肠刺激，出现腹痛或呕吐，可用生姜擦舌即止。

温度

3 注意服用中药剂量

中药汤剂要根据临床需要分次服用，一般来讲，每次以服用150毫升为宜，但也有例外。发热患者服清热解毒剂时，药液量可稍多些以助药力；生津止渴药，药液量也应多些，并可代茶频服。身强者服药量多些；身弱者如儿童和重症患者，服药量应少些。

剂量

掌握正确的服药方法，能够使病情迅速好转，反之，不但起不到治疗效果，还有可能危害我们的身体。

通常中药汤剂每天按早晚两次服用。清热解毒药可每日服3～4次；发汗药可加服2～3次。

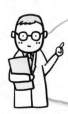

掌握了上面介绍的这些方法，就可以充分地利用药性，使药物发挥出更好的治疗效果。

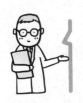

素养 28

服用中药要"忌口"

服用中药之所以有饮食方面的禁忌，是因为中药和某些与其性能相反的食物同服，常常会降低药物的疗效，有时还会产生毒性。

1 服人参时忌食萝卜，因为萝卜具有消食、破气等功能，特别是服用人参等滋补类中药时，吃萝卜会降低药物的滋补效果，从而使其失去补益的作用而达不到治疗目的。

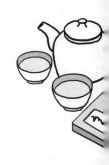

2 服用滋阴降炎或清热凉血类药时不宜吃辣椒，否则会降低疗效，甚至无效。

中医大夫常说吃药的时候要"忌口"，所谓"忌口"是指治病服药期间的饮食禁忌。大量的实践经验证明，在服用中药治病期间，在饮食方面需要进行适当的忌口，这主要是由所服的药物和病情本身决定的。

3 服中药煎剂及丸药时，应忌生、冷、油腻类食物。

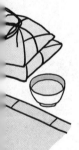

4 腐乳中含有一种蛋白酶，能抵消药物的疗效，也需要特别忌口。

另外，服中药时不宜喝茶，因为茶里含有鞣酸，会与中药里的某些成分产生化学反应，使人体不易吸收中药中的有效成分，而使疗效降低。其他饮料如咖啡、可乐、雪碧都不宜饮用。一般应以喝白开水为主。

服用中药有哪些禁忌

几种与常用中药相忌的食物

服用板蓝根忌冷饮

板蓝根性凉，如喝冷饮，就会凉上加凉，肠胃难以承受，会产生腹泻的不良反应。另外，香蕉、黄瓜等凉性食物都不宜与板蓝根同食。

双黄连具有清热解毒、治疗外感风热的作用，其性凉，而大蒜性热。服用双黄连的同时如果食用大蒜，会降低药效。

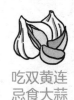

吃双黄连忌食大蒜

吃人参忌食萝卜

西洋参、丹参等都是常见的上好补药，而萝卜有顺气、促消化的作用，如同时服用，萝卜会削弱人参的药力。

其他如地黄忌萝卜；薄荷忌鳖鱼；甘草忌鲢鱼；土茯苓、使君子忌茶等。

怀孕期间的妇女，用药更要慎之又慎。一些药物如应用不当，可能造成流产、早产等严重后果。根据药物对孕妇以及胎儿毒性作用的情况，通常凡是剧毒药、峻泻药、祛瘀药及热性较强、芳香走窜药，都属妊娠禁忌用药范围。

孕妇用药
禁忌

毒性较大或药性猛烈的药物

如水蛭、虻虫、巴豆、甘遂、芫花、大戟、商陆、牵牛子、三棱、莪术等，均应禁用。

祛瘀通经、行气破滞、辛热滑利的中药

如桃仁、红花、大黄、枳实、附子、干姜、肉桂等，可斟酌慎用，最好能不用就不用，以免发生不测，当然，也要根据患者的具体情况来定。

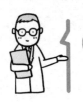

素养 29

中药材泡茶不可长期饮用

　　很多人喜欢用中药材泡茶，觉得养生保健、预防疾病。殊不知，饮用药茶要选用适当的材料，如果不对症，长期饮用会出现反效果。比如胖大海、决明子、甘草等，很多人把它们当作日常饮用茶，其实，这三种茶并不适合长期饮用。

胖大海

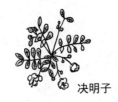

决明子

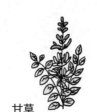

甘草

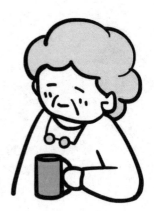

- 一般情况下，由风热感冒导致的咽喉肿痛、声音嘶哑，可以对症饮用胖大海。
- 出现上火症状、目赤涩痛、大便秘结时可以饮用决明子。
- 常有心慌气短症状时可以饮用甘草。
- 饮用的量和时间必须依据病情轻重加以调整。

- 长期饮用胖大海会产生大便稀薄、胸闷等副作用，突然失音及脾虚的老年人更应慎用。
- 决明子虽然有降血脂的作用，但性寒凉，多食正气受损，伤害脾胃功能，长期饮用会引起腹泻。
- 甘草有补脾益气、清热解毒等功效，但也有类似肾上腺皮质激素的作用，多食能升高血压，导致水肿和低血钾。

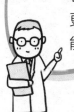

此外，干花泡茶，也不是绝对安全的。如饮用野菊花茶后，少数人会出现胃部不适、肠鸣、便溏等消化道反应。老年人最好不要将干花、中草药当作补品饮用，无论剂量过大，还是服用时间过长，都可能产生毒副作用。正在服用西药的患者更应注意，因为不适当地将中药材与西药联用可能会对身体造成伤害。

2　服药方法

3

合理用药

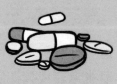

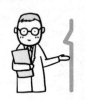

老年人可联合用药控制血压

目前临床使用的降压药物，即使严格按照医嘱用药，单药治疗降压达标率也不到50%。因为单药控制血压其降压机制单一，效果不太满意，对老年人的顽固性高血压效果较差。

不同类型降压药的作用机制不同，故可从多个环节协同降低血压。同时，老年人合并的其他慢性病较多，选择降压药物时应考虑药物的附加效益和不良反应。

老年人联合应用降压药时，应注意以下几个方面。

1 合并冠心病、心力衰竭或糖尿病患者

降压药物可首选普利类血管紧张素转换酶抑制剂药物，或沙坦类血管紧张素受体阻滞剂药物，这两类药物对心脏、肾脏等重要器官具有保护作用。

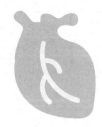

2 肾功能受损患者

可首选地平类钙拮抗剂。

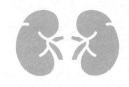

在这些药物的基础上，老年人还可以选择与小剂量噻嗪类利尿剂或 β 受体阻滞剂合用，增强降压效果。

此外，值得注意的是，很多老年人服用降压药治疗后，血压恢复至正常水平，由于不想吃太多药，所以就自行停药，这种做法是不对的，也是十分危险的。如果突然停药，血压可能再次升高，甚至反弹，比之前的血压更高，血压明显的波动会对重要脏器造成很大损害，还可能导致老年人发生中风、心力衰竭、心肌梗死等。

常见的降压药

目前临床常用的降压药主要分为以下五大类。

分类	常见药物
钙拮抗剂	氨氯地平、硝苯地平、非洛地平、拉西地平、维拉帕米等
利尿药	氢氯噻嗪、氯噻酮、呋塞米、螺内酯等
β 受体阻滞剂	比索洛尔、美托洛尔、阿替洛尔、普萘洛尔等
血管紧张素转换酶抑制剂	卡托普利、依那普利、贝那普利、雷米普利等
血管紧张素 II 受体阻滞剂	氯沙坦、缬沙坦、厄贝沙坦、替米沙坦等

适用患者	不良反应
合并肾功能不全或糖尿病的高血压患者	面部潮红、头痛、心跳加快、踝部水肿等
高血压早期或轻型高血压患者	低钾血症、高钙血症、高血糖和高脂血症等，对肾功能减退的患者也有不利影响
心率偏快、心功能良好伴冠心病、心绞痛的轻、中型高血压患者	疲劳、肢体冷、激动不安、胃肠不适等不良反应，还可能影响糖、脂代谢，诱发哮喘
合并糖尿病或轻度肾功能衰退患者	不同程度的咳嗽，以咽痒、干咳为主，长期应用可能导致血钾升高、血管性水肿
对血管紧张素转换酶抑制剂不能耐受的高血压患者	较少见，可有轻度头晕、恶心、腹泻等，偶可致高钾血症

另外，还有由上述药物组成的固定配比复方制剂，如复方降压片、复方利血平氨苯蝶啶片等，服用前应了解药物的适应证及不良反应。

素养 31

高血压患者应遵医嘱服药，定期测量血压和复查

普通高血压患者的血压（收缩压/舒张压）均应严格控制在140/90mmHg以下

糖尿病、慢性肾病、稳定性冠心病脑卒中后血压的控制更宜个体化，一般可以降至130/80mmHg以下

高血压人群

65～79岁的老年人，首先应降至150/90mmHg以下；如能耐受，可进一步降至140/90mmHg以下

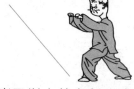

80岁及以上的老年人应降至150/90mmHg以下

如能耐受，以上全部患者的血压水平还可以进一步降低。

在未使用降压药物的情况下，非同日3次测量收缩压≥140mmHg和（或）舒张压≥90mmHg，可诊断为高血压。患者有高血压病史，目前正在服用抗高血压药物，血压虽低于140/90mmHg，仍诊断为高血压。

高血压治疗的根本目的是降低发生心、脑、肾及血管并发症和死亡的总危险。降压治疗的获益主要来自血压降低本身。医生会根据患者的具体情况制定治疗方案，有的患者先从饮食和运动两方面入手，有的患者一开始就要采用药物控制。应用降压药物时，一般高血压患者采用常规剂量，老年人及高龄老年人初始治疗时通常采用较小的有效治疗剂量；根据需要，可考虑逐渐增加至足剂量。老年人合并的其他慢性病较多，选择降压药物时应考虑药物的附加效益和不良反应。所以，老年高血压患者应严格遵医嘱服药。

有的患者服用降压药物后就放松了对生活习惯的要求，只依赖药物，这样很可能会使高血压病情出现反复。另外，服用药物后还需要注意药物的不良反应，定期监测血压和复查有利于早期发现问题所在，以免贻误最佳处理时机。

如何监测血压

高血压患者应掌握家庭自测血压方法，做好血压自我监测。

家庭血压监测需要选择合适的血压测量仪器，根据2018年版《中国高血压防治指南》推荐，提倡使用上臂式家用自动电子血压计，不推荐腕式血压计、手指血压计、水银柱血压计进行家庭血压监测。电子血压计使用期间应定期校准，每年至少1次。家庭血压值一般低于诊室血压值，高血压的诊室诊断标准为≥140/90mmHg，家庭测量标准为≥135/85mmHg。

对初诊高血压患者或血压不稳定的高血压患者，或者调整降压药物治疗方案时，建议每天早上和晚上测量血压，每次测2～3遍，取平均值。建议连续测量家庭血压7天，取后6天血压平均值。

血压控制平稳且达标者，可每周自测1～2天血压，早晚各1次，最好在早上起床后，服降压药和早餐前，排尿后，固定时间自测坐位血压。

详细记录每次测量血压的日期、时间以及所有血压读数，而不是只记录平均值。最好尽可能向医生提供完整的血压记录。

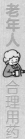

素养 32

糖尿病患者应遵医嘱服药，定期监测血糖和血脂

糖尿病是一种全身性进行性疾病，除少数继发性糖尿病外，原发性糖尿病是终身性疾病，它的治疗也应该是终身的。但积极合理的治疗是可以控制、稳定糖尿病病情的。

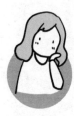

出现糖尿病症状加上随机血糖≥11.1mmol/L，或空腹血糖≥7.0mmol/L或糖负荷2小时血糖≥11.1mmol/L，可诊断为糖尿病。

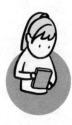

空腹血糖（FBG）在6.1mmol/L≤FBG＜7.0mmol/L或糖负荷2小时血糖（2hPG）在7.8mmol/L≤2hPG＜11.1mmol/L为糖调节受损，也称糖尿病前期，是糖尿病的极高危人群。

处于糖尿病前期、超重或肥胖、高血压、血脂异常、糖尿病家族史、妊娠糖尿病史、巨大儿（出生体重≥4kg）生育史，具备以上因素之一，即为糖尿病高危人群。

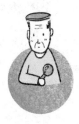

糖尿病患者应全面了解糖尿病知识，遵医嘱用药，定期监测血糖和血脂，控制饮食，适量运动，不吸烟，不喝酒，加强自我健康管理，预防和减少并发症。

根据国家基本公共卫生服务项目的要求，乡镇卫生院（村卫生室）、社区卫生服务中心（站）为辖区居民提供糖尿病管理服务。对2型糖尿病高危人群进行针对性的健康教育和健康指导，建议其每年至少测量1次空腹血糖；对确诊的2型糖尿病患者，每年提供4次免费空腹血糖检测，至少进行4次面对面随访。

如何监测血糖

血糖监测时间和频率取决于患者病情、治疗方案和治疗目标。

☐ 病情稳定的患者：采用生活方式干预控制糖尿病的患者可通过监测血糖来了解饮食控制和运动对血糖的影响，从而进行相应调整。建议每月4～7次，选择不同时间段检测血糖。

☐ 口服降糖药的患者：建议每周监测2～4次空腹或餐后血糖，或在就诊前1周内连续监测3天，每天监测7次血糖（早餐前后、午餐前后、晚餐前后和睡前）。

☐ 胰岛素治疗的患者：可根据胰岛素治疗方案进行相应的血糖监测，包括空腹血糖、餐后血糖或随机血糖，并根据监测结果调整胰岛素用量。建议每天测2次血糖。

☐ 病情危重患者：因血糖控制非常差，或病情危重而住院治疗的患者，应每天监测4～7次血糖，直到血糖得到有效控制。

有些糖尿病患者认为每次只测空腹血糖就可以了，餐后2小时血糖值不重要，这种想法是不正确的。监测餐后2小时血糖能较好地反映进食对血糖的影响，以及使用的降糖药是否合适，这是空腹血糖所反映不出来的。需要注意的是，餐后2小时血糖测量时间的计算要从吃第一口饭开始算起，而不是吃完饭后2小时。

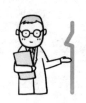

不同种类降糖药的服用时间有差别

　　根据药理作用、不良反应的不同，不同种类降糖药的服用时间也不同，老年人在服药时请一定要看清说明书，或听从医生的建议。

双胍类降糖药

　　二甲双胍等在空腹或餐前半小时服用有利于药物吸收，发挥最佳降糖效果，但此类药物易引起恶心、呕吐、腹泻等胃肠道反应，一般医生建议患者在餐后立即服药或餐中服药，以降低不良反应。如果是肠溶制剂，如二甲双胍肠溶片，则可在餐前使用。

格列奈类降糖药

　　瑞格列奈等在口服30分钟内即表现出促胰岛素分泌的作用，因此通常在餐前30分钟内服用。

磺脲类降糖药

　　格列本脲、格列齐特、格列吡嗪等起效时间约为30分钟，因此服药时间一般在餐前30分钟左右效果最好，一般每天2～3次。格列吡嗪控释片、格列齐特缓释片等长效磺脲类药物起效慢，作用时间长，最好每天固定一个餐前的服药时间。

α-糖苷酶抑制剂

　　主要是抑制进食时摄入的淀粉类物质在肠道的吸收，降低餐后血糖，如果服药时间和进餐时间间隔较长，则药效降低，甚至失效。因此，一般建议在餐前整片或整粒吞服，或进餐时与食物一起嚼服。

噻唑烷二酮类降糖药

　　主要通过提高胰岛素敏感性而有效控制血糖，进食不改变其药效，所以空腹或进餐时均可服用。

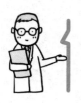

素养 34

胰岛素储存不当变无效

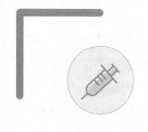

患者在使用胰岛素之前要仔细阅读说明书，不同厂家生产的胰岛素存放要求不一样。一般胰岛素制剂的外包装盒上标示：在开封使用前应冷藏于2℃～8℃的冰箱中，禁止冷冻。

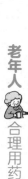

老年人

合理用药

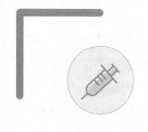

胰岛素在高温下易分解失效，冷冻后也会失效，因此胰岛素必须保存在10℃以下的冷藏器内，在2℃～8℃的冰箱中可保持2～3年活性不变。

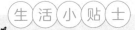
生活小贴士

　　乘坐飞机时，不要将胰岛素放在旅行袋等行李中，更不要放在托运的行李中，飞机在高空运行时行李舱温度低于0℃，胰岛素一定要随身携带。

　　切勿将胰岛素放在可能会变热的地方，如空气不流通的汽车内，离开车辆时一定随身携带胰岛素。

　　未开封的瓶装胰岛素和胰岛素笔芯储存在冰箱冷藏室内，最好放在冰箱门上，因为冰箱门内的温度较冷藏室内的温度更适合胰岛素的存放。如果没有冰箱，应该放在阴凉处，但不宜时间过长，瓶装的胰岛素可保存6周左右。

　　正在使用中的胰岛素，只要放在室内阴凉处就可以了，不建议冷藏保存。胰岛素过冷在注射时会引起皮肤的不适感或加重疼痛。使用中的胰岛素笔芯不要与胰岛素笔一起放回冷藏室中，可在常温下保存4~6周。

素养 35
糖尿病患者打胰岛素不会成瘾

注射胰岛素是不会成瘾的。

　　药物成瘾是指反复用药引起的人体心理上和生理上对药物的依赖状态，表现出一种难以克制的要求连续或定期用药的行为和其他反应。胰岛素原本是人体自身分泌的，维持正常血糖所必需的生理激素。是否需要使用胰岛素，或使用胰岛素多长时间后可以过渡到口服降糖药，这都取决于患者的病情。

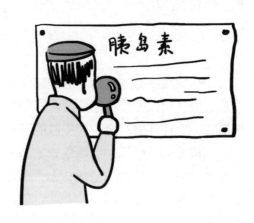

1型糖尿病患者

在发病时就需要胰岛素治疗，而且需要终身胰岛素替代治疗。

2型糖尿病患者

经过较大剂量多种口服药联合治疗，但糖化血红蛋白仍≥7%，可考虑启动胰岛素治疗。如果一段时间胰岛素治疗后患者的胰岛分泌功能仍无明显恢复，则需长期使用胰岛素来控制病情。

新诊断的2型糖尿病患者

若血糖较高，应给予胰岛素治疗，因为此时口服药很难快速控制血糖。这部分患者控制好血糖后，如对口服药仍有良好反应，可在医生指导下，逐步减少胰岛素用量，过渡到口服药治疗。

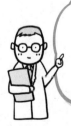

进行胰岛素治疗后，如不用或停用，1型糖尿病患者会出现急性并发症如酮症酸中毒，2型糖尿病患者则可能出现血糖再次上升，这并不是"成瘾"的表现，而是缺少胰岛素的后果。

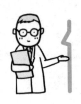

素养 36

胰岛素注射有讲究

1 注射部位

　　根据可操作性、神经及主要血管之间的距离、皮下组织的状况等，人体适合注射胰岛素的部位在腹部、大腿外侧、上臂外侧和臀部外上侧。

　　餐时注射短效胰岛素等，最好选择腹部。不同注射部位吸收胰岛素速度快慢不一，腹部最快，其次为上臂、大腿和臀部。所以，如希望减缓胰岛素的吸收速度，可选择臀部，臀部注射可最大限度降低注射至肌肉的风险。给儿童患者注射中效或长效胰岛素时，最好选择臀部或大腿。

| 腹部 | 耻骨联合以上约1厘米，最低肋缘以下约1厘米，脐周2.5厘米以外的双侧腹部注射。 |
| 大腿 | 双侧大腿前外侧的上1/3进行注射。 |

臀部　双侧臀部外上侧注射。

手臂　上臂外侧的中1/3部位注射。

2 注射时间

常用的胰岛素有速效胰岛素、短效胰岛素、中效胰岛素、长效胰岛素和预混胰岛素，不同的胰岛素注射剂使用时间也不一样。

速效胰岛素　起效迅速，可在餐前即刻注射，如果在注射后30分钟再进餐则可能发生低血糖。

短效胰岛素　起效时间约为30分钟，所以一般在餐前15～30分钟注射，具体的注射时间还要依据注射部位。如果注射在大腿，吸收较慢，应在餐前30分钟注射；如果注射在腹部，吸收较快，可在餐前15分钟注射。

中效和长效胰岛素　与进食无关，可在每天固定一个时间注射，不过为控制次日清晨的空腹血糖，医生一般建议在睡前注射。

预混胰岛素　需在早、晚餐前15～30分钟进行皮卜注射。

3
合理用药

常用的胰岛素

　　根据胰岛素来源不同分为：牛胰岛素、猪胰岛素和人胰岛素。人胰岛素并非从人的胰腺中提取，而是通过基因工程生产的，其结构功能与人体内产生的胰岛素相似。

　　根据作用时间差异分为：超短效胰岛素类似物、短效胰岛素、中效胰岛素、长效胰岛素（包括长效胰岛素类似物）和预混胰岛素（包括预混胰岛素类似物）。

常见胰岛素标识含义

RI（简写R）	代表短效胰岛素，是无色透明的可溶性溶液
NPH（简写N）	代表中效胰岛素
30R（或70/30）	表示含30%短效胰岛素和70%中效胰岛素的预混胰岛素
50R（或50/50）	表示含50%短效胰岛素和50%中效胰岛素的预混胰岛素
U-40	表示胰岛素的浓度是40单位／毫升
U-100	表示胰岛素的浓度是100单位／毫升

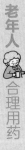

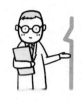

定期输液"洗血管"不靠谱

每年冬天，有很多老年人总喜欢去医院输几天活血化瘀的中药注射剂，为的是"洗洗血管"。事实上，定期静脉滴注（即人们常说的"输液"）"洗血管"是非常不科学的，这种做法不但不会有疗效，甚至会带来严重风险。

目前医学上还没有相关研究证实输液"洗血管"的疗效。并且，有活血功能的药物，并不具有溶栓的作用，市场上也没有国家批准的专门用于溶栓的中药注射剂。

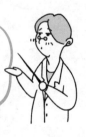

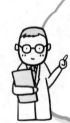

尽管静脉输液是一个很好的治疗手段，特别是对于住院患者和病情危重患者，但其有很大风险，不能滥用。实际上，静脉输液是一种有损伤的操作，可引起感染、静脉炎、渗漏或外渗、输液反应或药物过敏反应，严重时会导致患者死亡。

定期输液"洗血管"的做法是不可取的，不恰当的输液，对血管本身和身体都是有损害的。

素养 38

老年人服用调脂药，剂量要个体化

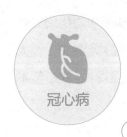

冠心病

动脉
粥样硬化

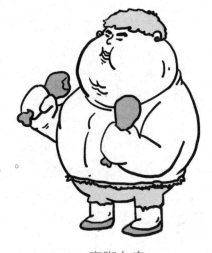

高脂血症

高脂血症可引起动脉粥样硬化、冠心病等疾病。服用调脂药后，有些患者的血脂达到了理想水平，此时还需继续坚持服药，一旦停药，血脂又会回升，造成冠心病等并发症的发生率升高。血脂达标后，部分患者可在医生的指导下逐渐减少服用剂量，找到最低有效剂量后长期服用。

老年人服用调脂药物

老年人服用调脂药物时剂量要个体化，根据血脂水平和心血管病的危险分级确定初始剂量，然后根据治疗效果调整用量。同时，注意纠正高血压、糖尿病、超重等其他动脉粥样硬化的危险因素，以全面防治动脉粥样硬化性心脑血管疾病。

他汀类药物一般宜晚餐时或临睡服用

调脂药物应该什么时间吃比较好呢？事实上，不同种类的调脂药服药时间不同，患者服用时应注意。例如，他汀类药物一般宜晚餐时或临睡前15～30分钟时服用。其中，阿托伐他汀和瑞舒伐他汀半衰期长，可在一天中任何时间服用。贝特类药物与他汀类药物合用时，应早晨服用贝特类药物，睡前服用他汀类药物，错开药物浓度高峰。

3 合理用药

091

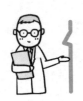

素养 39
正确保存和使用硝酸甘油片才能"保命"

硝酸甘油片是老年人特别是冠心病患者必备的药品之一，正确保存对保证其药效是很重要的。硝酸甘油片受热或见光容易挥发失效，一般用棕色玻璃瓶装，夏季气温过高时最好把硝酸甘油片放置在冰箱里。出门时将硝酸甘油片装在原瓶中，放在外衣口袋里，不要贴身存放。每隔3个月更换一次药物，开盖后最好1~2个月换一次。

当心区出现不适等心绞痛征兆时，立即取硝酸甘油片舌下含服，服用时应采取坐位。老年人夜间和清晨容易口干，含服完整的药片起效比较慢，可先将整片药嚼碎再置于舌下，利于吸收，但不能吞服。平常有低血压的患者和对硝酸酯类药物敏感者应慎用，可能致头痛、低血压及虚脱症状。

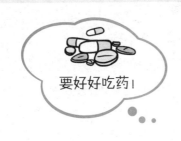

要好好吃药!

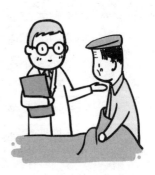

心血管疾病患者应合理应用
小剂量阿司匹林

阿司匹林是老年人中应用最广泛的药物之一，常用于治疗各种疼痛、解热、抗炎、抗风湿等，近年来主要是小剂量服用，用于预防性给药，防止血栓形成。由于使用阿司匹林会产生一系列的副作用，因此，使用时，一定要严格掌握其适应证、禁忌证以及正确的使用方法。

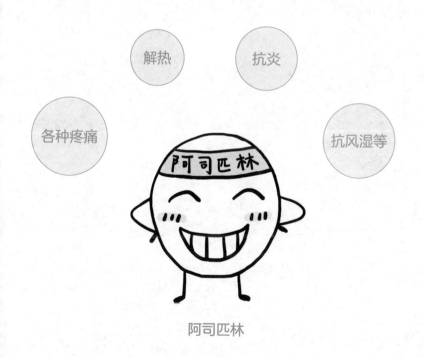

阿司匹林

服用阿司匹林时剂量应适宜，如果漏服，不宜加倍补服。为减少对胃肠道的刺激，多数阿司匹林的口服剂型应在饭后服用，有些阿司匹林肠溶片需在饭前服用。早上6～10点血黏度较高，血压高心率快，是心脑血管意外的高发时段，因此，肠溶阿司匹林晚上服用效果更好。

阿司匹林最常见的不良反应是胃肠道反应，表现为恶心、呕吐、腹痛等，大剂量长期服用可引起胃溃疡、胃出血等，偶见皮疹、荨麻疹、过敏性休克等过敏反应。有时大剂量使用还可引起肝损伤。另外，服用阿司匹林曾发生过溃疡或出血者，应慎用或禁用。有慢性肝病、血小板过少、明显凝血功能障碍的患者最好不用阿司匹林。

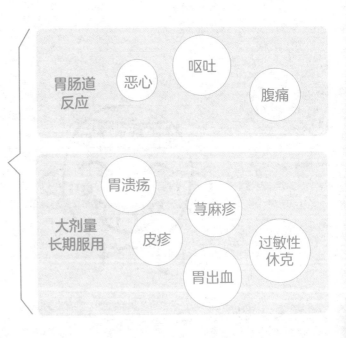

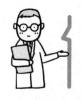

素养 41

健胃消食药莫乱吃

健胃消食片和大山楂丸是众所周知的健胃消食药，不少人喜欢在胃部不适的时候吃一些，由于它酸甜的口感，很多老年人也喜欢把它当作零食，吃起来毫无节制。

专家指出

山楂丸和健胃消食片都是常用来消化食积的良方，这类药物副作用较小，按时按量服用不会有什么危害。但如果没有分清消化不良的具体病因，就大量盲目地服用消食药，可能导致胃灼热（烧心）、反酸等症状。山楂含较多单宁酸，与胃酸作用后易形成不溶于水的沉淀，引起胃结石。当山楂丸或健胃消食片与磺胺类药物合用时，可使尿液酸化，使磺胺醋酰溶解度降低，在肾小管中析出结晶，引起结晶尿、血尿，严重时可致肾功能衰竭；与阿司匹林、吲哚美辛等酸性药物合用，可增加这些药物在肾脏中的重吸收，带来肾脏毒性。

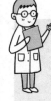

生 活 小 贴 士

现代医学证实，山楂对妇女子宫有收缩作用，如果孕妇大量食用含山楂成分的健胃消食药物，可刺激子宫收缩，甚至导致流产。因此对于健胃消食药物，孕妇应谨慎服用。

3 合理用药

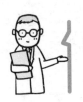

素养 42

胃部不适慎用药

促胃动力药多潘立酮（如吗丁啉、益动等）是很多人家庭药箱中的常备非处方药，常用来缓解胃部不适、消化不良、恶心、呕吐等症状。许多人感觉胃部稍有不适就立刻服用此类药物来治疗，其实这样往往会掩盖某些病症，长期服用也会损害健康。

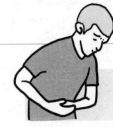

消化不良的原因

消化性溃疡、胃癌、肝胆胰腺疾病所导致的消化不良，称为器质性消化不良。

由胃动力障碍引起食物排空受阻导致的消化不良，称为功能性消化不良。

胃部不适慎用药

① 增加胃肠蠕动的药物对于功能性消化不良疗效较好。

② 对于器质性疾病引起的消化不良还需要明确诊断，配合其他治疗方法。

🔊 胃部不适就吃促胃动力药，可能会掩盖器质性病变，延误治疗。

　　此外，心律失常患者以及正在接受化疗的肿瘤患者应用此类药物时需慎重，其有可能加重心律失常。多潘立酮也不宜久服，长期服用可致耐药或出现震颤、催乳素水平升高及女性月经不调等副作用。因此，大家在药店自行购买非处方药服用前，一定要认真阅读说明书，弄清楚有哪些适应证、禁忌证，结合自身具体情况判断是否适宜。

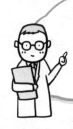

值得注意的是，多潘立酮应与抗酸剂、抑制胃酸分泌剂及胃黏膜保护剂等药物分开服用，避免与抗胆碱药合用。有胃肠痉挛的患者也应禁用。

3 合理用药

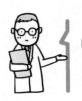

老年人便秘，别抗拒吃药

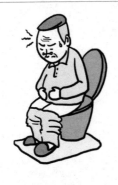

老年人便秘用药类型

容积性泻药

如欧车前、麦麸等，通过滞留粪便中的水分，增加粪便含水量和粪便体积起到通便作用。

渗透性泻药

如聚乙二醇、乳果糖等，在肠内形成高渗状态吸收水分，增加粪便体积，刺激肠道蠕动。

刺激性泻药

如比沙可啶、酚酞、蒽醌类药物等，作用于肠神经系统，增强肠道动力和刺激肠道分泌，短期按需使用安全有效。

老年人由于胃肠蠕动功能减退，活动量减少，易出现便秘，但有些人抗拒吃通便药，认为会对身体不利，但事实上，合理使用通便药，是不会影响身体健康的。

老年人首选容积性泻药和渗透性泻药，严重便秘患者可短期适量应用刺激性泻药。

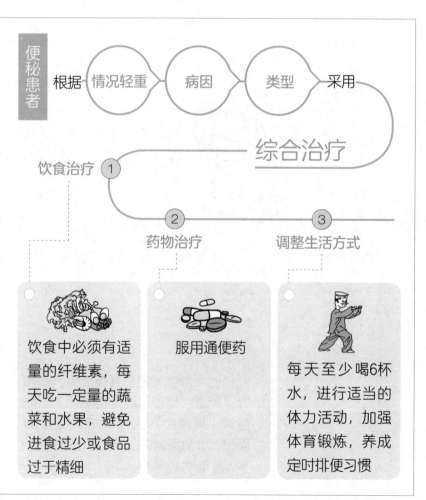

便秘患者 根据 情况轻重 病因 类型 采用

综合治疗

① 饮食治疗

② 药物治疗

③ 调整生活方式

饮食中必须有适量的纤维素，每天吃一定量的蔬菜和水果，避免进食过少或食品过于精细

服用通便药

每天至少喝6杯水，进行适当的体力活动，加强体育锻炼，养成定时排便习惯

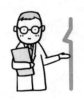

素养 44

乱用错服泻药加重病情

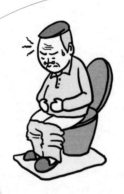

常用泻药分类

容积性泻药

渗透性泻药

刺激性泻药

常见的刺激性泻药主要有大黄、番泻叶、芦荟、比沙可啶（便塞停）、酚酞片（果导片）等。这类药通过刺激肠壁，增加肠道蠕动，从而促进排便，多用于暂时性通便。

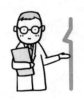老年人 合理用药

当前，由于人们饮食、作息等的变化，导致越来越多的人出现便秘情况，于是很多人会自行去药店购买服用。虽然治疗便秘的药物很多，但有些药不适用于慢性便秘患者，也不能长期服用。

刺激性泻药注意事项

通常，刺激性泻药的使用时间不宜超过1周。如果长期使用，则易导致肠道分泌功能不足，且容易使肠道产生依赖，严重者可发展为难以治疗的器质性病变，如结肠黑变病等。

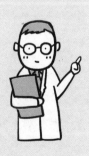

因此，慢性便秘患者应在医生的指导下服用泻药，切不可乱用错服泻药，以免加重病情。此外，慢性便秘患者应注重生活饮食起居的调理，如适量运动、多吃蔬菜等。

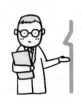

素养 45

感冒药可能增加老年人跌倒的风险

感冒时会引起某些过敏、水肿症状，因此有些复方感冒药中含有氯苯那敏等抗过敏成分，以缓解感冒和过敏症状。

复方感冒药中含有氯苯那敏，具有镇静作用，可能会引起神经系统产生不良反应。

头昏　嗜睡　意识不清　跌倒

老年人服用感冒药的风险

如果不是因为感冒而睡不着觉，老年人尽量不要吃含有抗过敏成分的感冒药物，避免发生跌倒等意外。

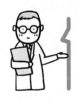

素养 46
老年人不能长期服用抗菌药物

抗菌药物主要用于治疗感染性疾病，是经常会用到的药品。

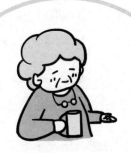

老年人服用
抗菌药的副作用

① 可致肠道内菌群平衡遭到破坏，有益菌减少，致病菌增多，肠道黏膜受损，更易出现腹胀、腹泻等不适。

② 很多患者认为抗菌药物吃得时间越长，使用的种类越多，杀菌越彻底。结果诱导产生了许多耐药细菌，最后让感染更加不易控制。

抗菌药物的使用剂量、时间、疗程必须严格遵照医嘱。

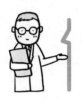

老年人不宜服用中枢性镇咳药

中枢性镇咳药起效快，作用强，只适用于无痰的剧烈干咳。此类药对咳嗽中枢会产生较强的抑制作用，长期服用易产生耐受性和成瘾性，不可擅自服用，必须在医生指导下少量、短时间使用。在咳嗽原因未查明之前，不宜选用此类药物，以免耽误病情诊断。

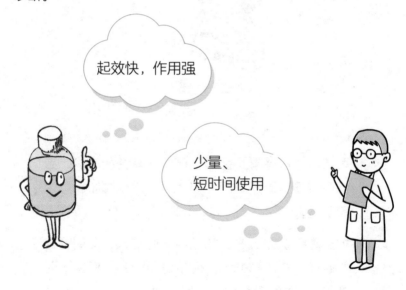

起效快，作用强

少量、短时间使用

一般情况下，老年人、孕妇、小儿都不应服用中枢性镇咳药。

老年人切忌滥用解热镇痛药

很多老年人一出现头痛、牙痛、腹痛等症状，就自行服用解热镇痛药。疼痛是许多疾病常见的症状，剧烈疼痛常引起失眠或生理功能紊乱，甚至休克。

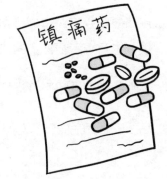

应用镇痛药只能缓解疼痛症状，并不能治本，反而容易掩盖病因，延误诊断和治疗。

同时，这类药物对胃黏膜都有刺激性，可引起胃烧灼感甚至胃溃疡。长期服用止痛药还可引起间质性肾炎、急性肾功能衰竭等不良反应，而且像阿司匹林、布洛芬等解热镇痛药还可能造成药物依赖。

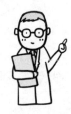

如果是在没有医生指导用药的情况下，自己使用这类药最好不要超过3天。

素养 49

老年人不能久服安眠药

老年人因机体的生理变化，对安眠药的吸收和代谢能力降低，用药后易出现药物的蓄积，使出现不良反应的可能性加大。

① 长期使用安眠药可形成药物依赖性，甚至成瘾，既有身体的依赖，也有患者精神上的依赖。

② 久服此类药导致患者记忆力减退，甚至提高患痴呆症的风险。

③ 吃了安眠药后第二天起床昏昏沉沉，精神难以集中。

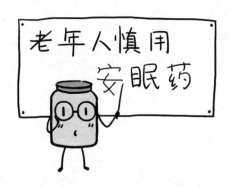

老年人应根据病情、症状需要，合理服用安眠药，不可过量、长期服用。

老年人合理用药

106

每个人对药物的敏感度即药效发挥时间都有所不同。

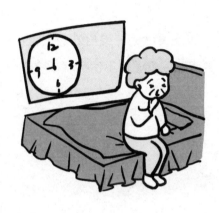

服药时间：
睡前10～15分钟
避免因服药太早使患者在
上床前出现跌倒等危险。

注意事项：
洗漱完毕后，坐在床上用
适量温水送服药品，静坐
一会后再躺下，以防药品
停留在食管上损伤黏膜。

此外，需要注意的是，地西泮、劳拉西泮、艾司唑仑等安定
类药物长期服用会引起慢性蓄积中毒、记忆力减退、药物耐受性
和依赖性、睡眠异常、肌肉过度松弛、瞬时反应时间延长等不良
反应。

老年患者应以科学的态度对待此类药，既不能因众多不
良反应敬而远之，也不能滥用，要注意合理用药，尽量
避免长期服用。

素养 50
更年期女性不可随意补充雌激素

很多女性误将补充雌激素当作重返青春的"灵丹妙药"，通过自行购买雌激素保养品来延迟更年期或者缓解不适症状，这是很危险的。

☹ **服用雌激素的注意事项**

① 不能滥用

② 不宜补充过早、过多或过急

③ 单纯为了保持年轻而补充雌激素有害无益

加大肝肾的工作负担

会使已萎缩的子宫肌瘤重新生长

老年人 合理用药

禁忌证　　　　患有糖尿病、内分泌系统疾病、与脑垂体有关的激素紊乱性疾病，或曾患过肿瘤等都是补充雌激素的禁忌证。

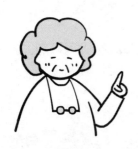

补充雌激素前需要到医院进行全面的检查，在医生指导下服用。

此外，雌激素可引起扳机作用，释放精氨酸，使其转而释放扩张血管的一氧化氮。当雌激素水平突然下降时，血管便会收缩，以致引发心血管危象。因此，长期服用雌激素的患者，绝不可突然停药，需逐渐减量后停用。

专家提醒

激素替代疗法应在有适应证、无禁忌证的前提下，于绝经早期（治疗窗口期）开始启动，切不可自行随意乱用，必须在医生和药师的指导下进行。原则上不推荐60岁以上女性使用激素替代疗法，如果症状严重，可个体化处理或给予其他治疗。患有妇科肿瘤的女性在未手术切除前更不可滥用激素替代疗法。根据每个人的具体身体情况，可采取单用孕激素、单用雌激素或雌孕激素周期治疗，具体方案需遵医嘱。

3 合理用药

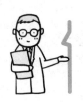

滴鼻剂长期应用危害大

常用的滴鼻剂按功能分为3种：血管收缩类滴鼻剂、激素类滴鼻剂和鼻黏膜润滑剂。

常用滴鼻剂类型	举例	作用
血管收缩类滴鼻剂	麻黄碱类滴鼻剂	主要起到收缩黏膜血管的作用，能在短期内消除鼻黏膜充血肿胀、解除鼻塞
激素类滴鼻剂	内舒拿喷雾剂	有明显的抗炎、抗过敏和抗水肿作用，可促使病变的鼻黏膜恢复正常
鼻黏膜润滑剂	复方薄荷油、石蜡油	能促进黏膜润滑，保持鼻腔的湿润，对于干燥性鼻炎有一定的治疗作用

血管收缩类滴鼻剂

长期使用的危害

血管收缩类滴鼻剂不宜长期使用，如长期使用滴鼻净（萘甲唑啉）可致鼻腔黏膜血管一直处于收缩状态，使其收缩舒张功能失调，局部黏膜组织增生，引起药物性鼻炎，时间长了还会产生依赖性。

🔊 如果多次使用滴鼻液不再起作用，应及时找医生检查治疗，以免延误病情。

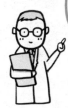

激素类滴鼻剂在医生的指导下可以长期使用，其有明显的抗炎、抗过敏和抗水肿作用，可促使病变的鼻黏膜恢复正常，以达到治疗目的。

激素类外用药不可乱用乱涂

一般来说，患者在内服激素类药物时会比较警惕，但对于外用激素类药膏所导致的伤害，却鲜有关注。

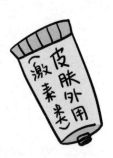

含有激素的外用药

常见剂型	糊剂、乳剂、油剂和软膏剂等。
用法用量	一般每天用1～2次即可达到治疗目的。
注意事项	涂药时，搽薄薄一层即可。皮损范围越大，选用药物的浓度应越低，较大范围的严重皮损应避免使用激素制剂。需长时间使用者，最好隔日用药，不仅能够降低不良反应的发生，还可延缓对于药物的耐受性。

老年人合理用药

使用激素类外用药时要考虑以下几个问题：

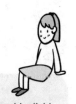

1 严格掌握适应证和禁忌证，若其他药物无效或效果不佳，可考虑应用激素类外用药进行治疗，如脂溢性皮炎、遗传性过敏性皮炎等。但对于病程较长、皮损严重或病灶已出现细菌感染者则最好不用或少用，如脓疱疮、毛囊炎、疖痈等。此外，真菌性感染、病毒性感染以及全身性细菌感染者，应在医生指导下谨慎使用激素类外用药。

2 选择合适的药物和剂型，一般可先选用作用强的药物，如地塞米松、倍他米松和氟轻松等，待病情控制后即改用作用较弱的药物，如氢化可的松等。这样不仅可以有效控制病情，而且还会减少药物副作用。

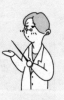

3 正确使用激素类外用药。腹股沟、腋窝、耳朵、眼睑以及头面部的皮肤较为敏感，选用的激素浓度应降低；有毛发的部位，特别是头部，应避免使用糊剂，否则不易清除。

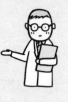

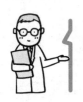

素养 53
膏药贴敷需对症

每种贴剂都有其独特的药理作用，不能通用。

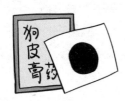

因遭受风寒引起的慢性腰痛和跌打损伤等，可用狗皮膏药或追风膏，以期散寒祛风、舒筋活血。

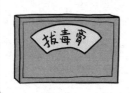

因热毒郁结引起的痈疽初起所致硬结不消、红肿疼痛、脓成不溃者，可用拔毒膏拔毒消肿、祛腐生肌。

橡皮膏类贴剂具有消炎止痛的作用，对于风湿痛、腰痛、肌肉痛、扭伤、挫伤等具有一定的疗效。

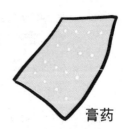

膏药

另外，需要注意的是，下列三种情形应谨慎使用膏药贴敷：

1 患处有红肿及溃烂时不宜贴（除拔毒膏外），以免发生化脓性感染。

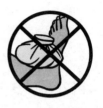

红肿溃烂

2 平时运动或劳动时不慎造成肌肉挫伤或关节、韧带拉伤，不要立即使用伤湿止痛膏、麝香追风膏贴于受伤部位，因为这类膏药具有活血化瘀的作用，伤后即贴不能达到消肿、止痛的目的，建议先冷敷伤处，再行贴敷。

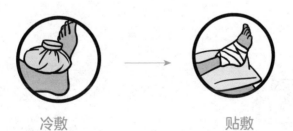

冷敷　　　　　　　　　　贴敷

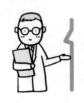

素养 54

痛风患者慎用利尿剂

利尿剂通过排尿让血液中的水分减少，会增加尿酸的再吸收，并使尿酸的浓度升高。噻嗪类利尿剂能抑制肾脏对尿酸等物质的排泄，升高血液中的尿酸水平。而痛风患者因嘌呤代谢异常，本身的尿酸合成增加或尿酸排出减少，血液中的尿酸水平就偏高，如果再服用利尿剂会加重高尿酸血症，对痛风治疗不利。

除了痛风患者，还有哪些老年患者不能使用利尿剂呢?

① 急性腹泻者：不能使用利尿剂，腹泻使体液丢失、血液浓缩、血黏度升高，此时服用利尿剂血黏度更高，易形成血栓，导致脑中风、心肌梗死等。

② 糖尿病、高脂血症患者：应禁用或慎用利尿剂，此类药物会干扰糖、脂、尿酸的代谢。

③ 严重肝病合并腹水者：使用利尿剂会因高血氨诱发肝昏迷，故不能使用利尿剂。

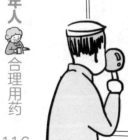